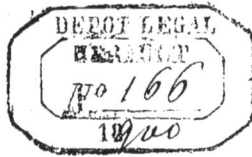

Dr Emile LAFON

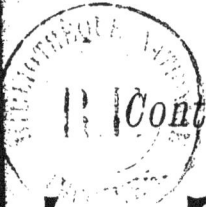

R. Contribution à l'Étude clinique

du Phlegmon diffus

chez les alcoolo-diabétiques

MONTPELLIER

GUSTAVE FIRMIN ET MONTANE.

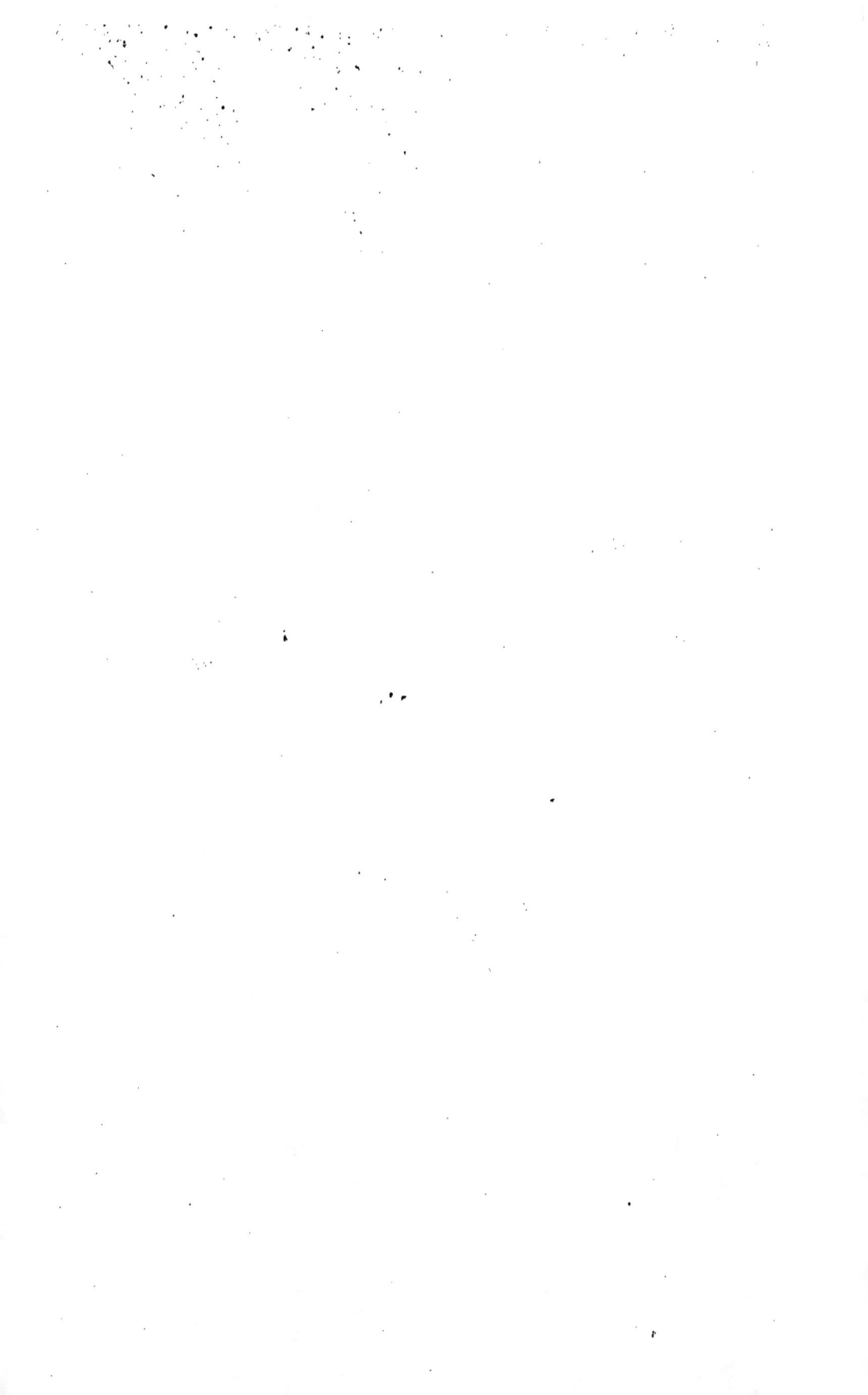

CONTRIBUTION A L'ÉTUDE CLINIQUE

DU

PHLEGMON DIFFUS

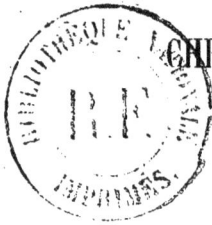

CHEZ LES ALCOOLO-DIABÉTIQUES

PAR

Emile LAFON

DOCTEUR EN MÉDECINE

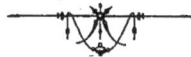

MONTPELLIER

IMPRIMERIE Gustave FIRMIN et MONTANE

RUE FERDINAND-FABRE ET QUAI DU VERDANSON

1900

A MON PÈRE, A MA MÈRE

Faible témoignage de reconnaissance et d'affection.

A MA SŒUR, A MON FRÈRE

A MON BEAU-FRÈRE

A MES PARENTS

A MES AMIS

E. LAFON.

Arrivé aux termes de nos études médicales, nous avons à cœur d'exprimer à tous nos Maîtres les sentiments de reconnaissance qu'ils ont su nous inspirer, en nous prodiguant, durant le cours des quelques années passées au sein de cette Faculté, leurs leçons et leurs conseils.

Nous ne savons comment nous pourrons nous acquitter envers M. le professeur Gilis pour la bienveillance sans bornes et la sollicitude toute paternelle qu'il nous a toujours témoignées. Jeune écolier, il nous a vu débuter sur les bancs du lycée, et nous a porté un intérêt toujours croissant. Étudiant, il a voulu nous avoir auprès de lui, prenant part à nos chagrins et à nos peines, apportant par ses consolations et ses bonnes paroles le calme dans notre cœur aux heures de tristesse et d'abandon.

M. le professeur Gilis met le comble à ses bontés en nous faisant l'honneur, si désiré, d'accepter la présidence de notre thèse. Nous l'en remercions vivement.

Ce n'est pas sans regrets que nous allons nous séparer des camarades avec lesquels nous avons vécu notre vie d'étudiant, et plus particulièrement des excellents amis que furent pour nous, Riche, Denoyès, et Orssaud.

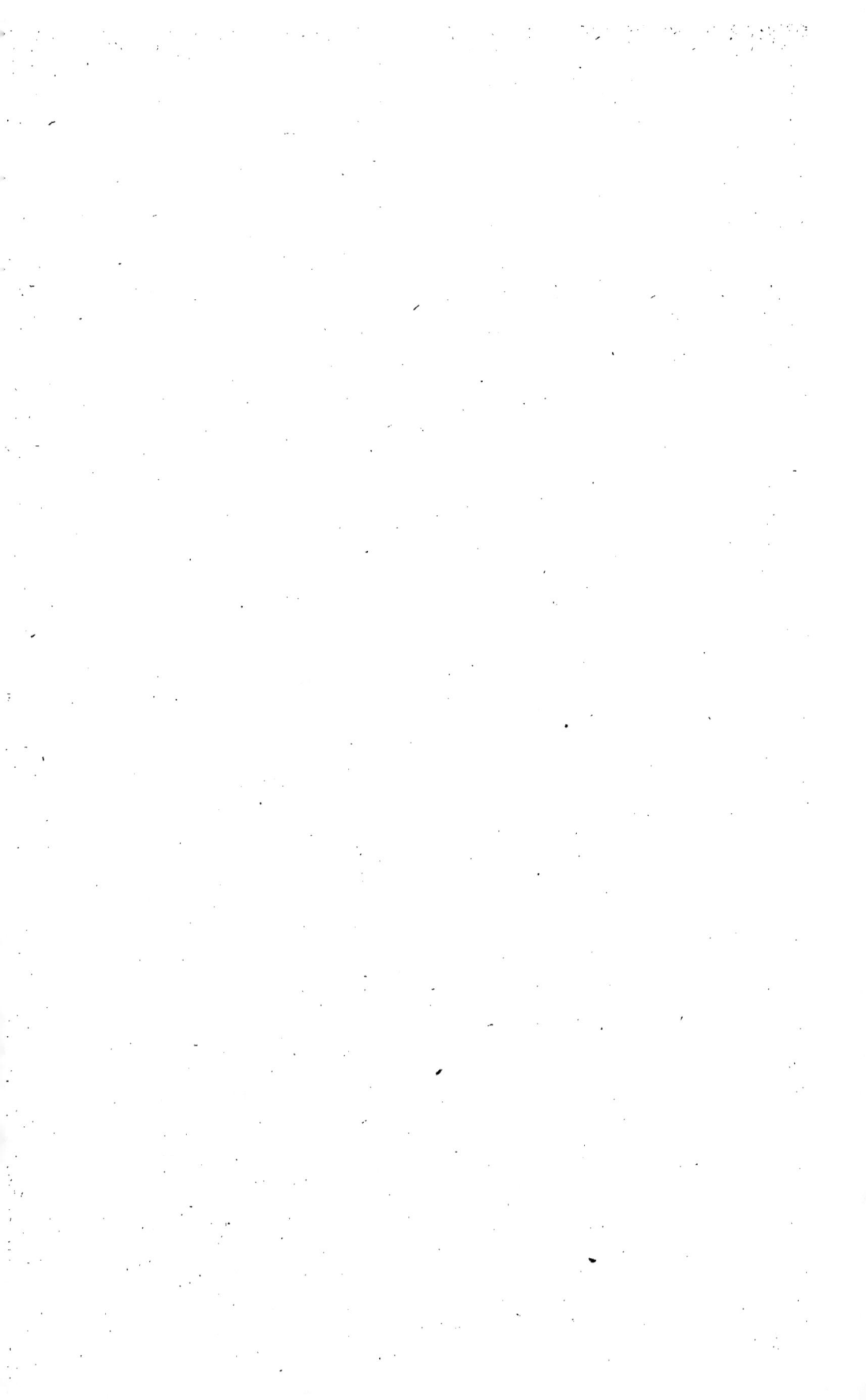

INTRODUCTION

Nous avons eu l'occasion, dans le courant de l'année scolaire, d'observer et de soigner un phlegmon diffus chez un malade alcoolique et diabétique de M. le professeur Gilis. La marche anormale de ce phlegmon, aussi bien que les bons effets du traitement institué par notre Maître, nous ayant particulièrement impressionné, nous avons eu l'idée de tenter une étude d'ensemble du phlegmon diffus chez les alcoolo-diabétiques.

Tel est donc le sujet de notre thèse inaugurale.

Nous avons pu recueillir dans la littérature médicale neuf observations qui nous ont permis sinon d'édifier cette étude, du moins d'en réunir les matériaux. Il nous a semblé, en effet, qu'on pouvait dégager de ces observations et de celle qui nous est personnelle les caractères cliniques que présente le phlegmon diffus dans son évolution chez ces dia-thésiques.

Le plan de notre travail sera très simple : après avoir rapporté l'observation inédite qui a servi de base à ce travail, nous examinerons en autant de chapitres ce que le phlegmon diffus présente de spécial chez les alcoolo-diabétiques au point de vue de l'étiologie, de la pathogénie, de la symptomatologie, du diagnostic et du pronostic. Nous terminerons par l'étude du traitement.

A ce dernier chapitre nous avons accordé une importance plus grande. Aussi bien l'hésitation dans laquelle on a été longtemps plongé, les discussions nombreuses qui ont été soulevées sur ce point, notamment à la Société de chirurgie, suffisent à nous justifier d'avoir fait du chapitre « Traitement » le cœur même de notre sujet.

Sans prétendre établir de façon absolue la conduite que doit adopter le praticien en présence de cas semblables, nous fournissons les éléments de conviction que nous avons réunis. C'est dans ce but que nous avons fait un relevé des résultats obtenus dans les différentes observations que nous relatons, et que nous insistons sur les heureuses conséquences des incisions larges pratiquées par notre Maître, M. le professeur Gilis. Pour mieux mettre en évidence ces résultats, nous les avons consignés dans des tableaux synoptiques.

CONTRIBUTION A L'ÉTUDE CLINIQUE

DU

PHLEGMON DIFFUS

CHEZ LES ALCOOLO-DIABÉTIQUES

CHAPITRE PREMIER

Nous avons cru devoir placer en tête de cette étude notre observation personnelle et inédite. Nous avons, en effet, longtemps suivi et pansé le malade qui en fait l'objet, et c'est par cette étude prolongée que nous avons bien compris la marche spéciale du phlegmon diffus évoluant sur un sujet doublement affaibli par l'alcool et le diabète.

Cette observation, quoique déjà longue, a été, cependant, un peu résumée. C'est dans elle que nous puiserons les principaux éléments de notre travail.

OBSERVATION PREMIÈRE

(Inédite. — Relevée dans la pratique de M. le professeur Gilis)

Phlegmon de la main et de l'avant-bras chez un alcoolo-diabétique. —
, Incisions multiples. — Amputation partielle. — Guérison

Le 23 août, M. X..., âgé de 53 ans, qui souffrait depuis cinq jours de sa main, faisait appeler M. le professeur Gilis en consultation.

Le médecin traitant raconta que le malade avait présenté d'abord une écorchure au petit doigt, que le dos de la main s'était ensuite tuméfié sans douleur, sans aucune réaction fébrile.

Le malade était un homme de complexion anatomique vigoureuse, n'ayant jamais été malade, mais adonné depuis longtemps à l'usage régulier et exagéré de l'absinthe. Il y a trois mois, il avait fait, dans un voyage, une chute sur la tête qui, en apparence, n'avait pas eu de suites.

Cependant, son médecin avait été récemment amené, par certains symptômes, à examiner les urines, et il avait trouvé 39 grammes de sucre par 24 heures. Les urines émises dans le même laps de temps ne dépassaient pas 1.500 grammes. Il y avait de la polydipsie et, par contre, de l'inappétence ; la langue était sale et, fréquemment, le malade était pris de diarrhée. Il n'y avait pas d'albumine.

L'examen de la main montra une tuméfaction de toute la région dorsale. La fluctuation était nette. La paume de la main était bien un peu tendue, mais la peau en était blanche, et l'on chercha en vain un point de départ palmaire pour la lésion constatée à la face dorsale.

Trois incisions furent faites parallèlement aux trois derniers espaces interosseux. Ces incisions, qui intéressèrent l'aponévrose dorsale, donnèrent issue à une grande qnantité de pus séreux et mal lié. Le malade est soumis à un régime de bains locaux antiseptiques ; il en prend trois par jour, aussi longs que possible ; au moins un dans la nuit. Les pansements sont très soigneusement faits par le médecin traitant, qui surveille le malade jour et nuit. On soumet, de plus, le malade au régime du diabétique ; on donne de l'arsenic et on insiste sur les alcalins.

Le 25 août, même état général. Insomnie. Le pouls est fréquent, petit, et bat à 112. La température oscille entre 37°3 et 38°3. La face dorsale de la main est le siège d'un écoulement abondant. Il n'y a pas de tendance à l'amélioration. Vers le milieu de la face palmaire, la peau a pris une teinte rosée. La pression, en ce point, détermine un peu de douleur. Incision de la peau et de l'aponévrose palmaire. Quand celle-ci est incisée, il s'écoule seulement une sérosité citrine et transparente.

28 août. — Du pus s'écoule par l'incision palmaire ; on y enfonce un petit drain. L'éminence thénar est rouge, tuméfiée et fluctuante. M. le professeur Gilis y enfonce trois fois le thermocautère. Par ces trous, s'écoule du pus jaune et épais. Même traitement par les bains. Au moment des pansements, on touche les foyers suppurants avec des tampons trempés dans la teinture d'iode. D'autres fois, on y injecte de l'eau oxygénée au tiers ou coupée par moitié d'eau bouillie.

30 août. — Malgré ces incisions multiples, la lésion

progresse. La face palmaire est rouge et cette rougeur s'étend jusqu'au poignet. Une sonde cannelée introduite dans l'incision palmaire s'engage sans effort, passe sous le ligament carpien et arrive au-dessus de lui. Une contre-ouverture est faite et un drain est passé.

Malgré les pansements les plus minutieux au sublimé, au phénosalyl, à l'acide phénique, à la teinture d'iode, les injections d'eau oxygénée ; malgré l'administration de la levure de bière, l'état du malade ne s'améliore pas. La température oscille toujours entre 37°3 le matin et 38° le soir. Le pouls est fréquent. Il y a 40 grammes de sucre dans les urines de 24 heures. Quantité 1800 grammes.

Le 4 septembre. – Nouvelle incision sur la face dorsale; deux décollements sont ensuite incisés au tiers inférieur de l'avant-bras.

Le 8. — Fusée purulente à la face dorsale de l'avant-bras, La sonde cannelée remonte jusqu'au tiers supérieur de l'avant-bras, sous la couche musculaire superficielle. Un drain est placé. A ce moment, le pus est examiné par le docteur Borrel, de l'Institut Pasteur, qui y trouve presque exclusivement des streptocoques. On songe à injecter du sérum antistreptococcique de Marmoreck.

Cette injection n'a pu être faite. M. le professeur-agrégé Imbert soigne le malade pendant quelques jours. Une légère amélioration se produit, mais elle n'est que passagère.

Le 16. — La peau devient rouge et tuméfiée sur la face palmaire au niveau de l'articulation du deuxième métacarpien avec la première phalange du doigt correspondant. Une incision donne issue à du pus.

Un nouveau drain est passé par cette incision, il sort au niveau de l'éminence thénar.

Le 29. — Pas d'amélioration, malgré les bains et les pansements répétés. L'inflammation tend à gagner l'avant-bras, les nuits sont mauvaises ; il y a du délire, de l'insomnie, la langue est sale, une diarrhée abondante. La quantité des urines émises tombe à 800 grammes, elles sont épaisses, rougeâtres. Il y a encore 39 grammes de sucre.

Le 2 octobre. — M. le professeur Sarda voit le malade au point de vue médical et conseille d'insister sur l'opium, que le malade prend à la dose de 10 centigrammes par 24 heures. On prescrit une bouteille d'eau de Vichy par 24 heures pour favoriser la diurèse.

Le 13. — Amélioration de l'état général, les nuits sont moins agitées. L'écoulement du pus est moins abondant par les drains de la face dorsale de la main et de l'avant-bras. Mais la face palmaire suppure beaucoup. La suppuration paraît avoir son centre au niveau de l'articulation du deuxième métacarpien avec la première phalange de l'index. Des craquements se produisent dans cette articulation quand on en déplace les surfaces articulaires. Un stylet introduit dans la plaie arrive sur la phalange, qui est dénudée et nécrosée.

Les urines sont remontées à 1500 grammes par vingt-quatre heures, et il n'y a plus que 25 grammes de sucre.

Le 24. — M. Gilis fait l'amputation de l'index droit (lambeau externe et dorsal). Par la plaie d'amputation, on engage un stylet qui traverse la paume de la main, le poignet, et vient sortir par l'orifice existant déjà au tiers inférieur de l'avant-bras. Ce drain passe derrière les tendons des fléchisseurs.

La phalange enlevée était nécrosée et les tendons annexés étaient exfoliés.

Dans la même séance, et avec le bénéfice de l'anesthésie, on incise au bistouri les trajets des drains de la face dorsale et on transforme les tunnels en plaies ouvertes que l'on bourre de gaze iodoformée.

Le 28.— Amélioration très nette. Les trajets des drains incisés ont bon aspect et bourgeonnent. La face palmaire est plus souple. Le drain qui montait le long de la face dorsale de l'avant-bras coulant peu est enlevé. Son trajet se cicatrise rapidement les jours suivants.

Le 1er novembre. -- On enlève le drain qui va de la paume de la main à la partie inférieure de l'avant-bras. La plaie résultant de l'amputation a bon aspect et bourgeonne bien.

Le 8 novembre.— Le drain qui passait par la plaie d'amputation et sortait à la partie inférieure de l'avant-bras est enfin enlevé.

Le 17 novembre. — La cicatrisation marche très bien dans tous les points.

La guérison est complète dans les premiers jours de décembre.

L'état général s'est amélioré, comme la lésion locale. Le sucre est tombé à 8 grammes par 24 heures. Les suites sont devenues bonnes et le délire a cessé.

Nous avons revu ce malade dernièrement. Son état général est excellent. Il n'a pas repris ses habitudes d'absinthisme et il ne s'est jamais aussi bien porté.

Les doigts sont valides ; nous n'avons pu les préserver de l'ankylose par la mobilisation précoce, car la sensibilité exagérée du malade nous en a empêché. Le malade se sert cependant de sa main et ne ressent aucune douleur.

Tel est le document qui servira de base à notre étude.

Ce fait, rapproché d'autres observations recueillies dans plusieurs ouvrages, nous permettra de montrer que ce phlegmon diffus, survenant chez un sujet alcolo-diabétique, a bien, à tous les égards, une allure spéciale. Ce fait ne doit pas nous surprendre étant donné le terrain complexe sur lequel, en pareil cas, évolue l'inflammation ; mais il mérite néanmoins une analyse attentive. Nous allons donc chercher à préciser, à différents points de vue, les caractères particuliers du phlegmon diffus qui se développe dans ces conditions.

ÉTIOLOGIE

Ce qui domine toute l'étiologie, c'est la facilité avec laquelle un traumatisme banal et insignifiant devient le point de départ de lésions graves chez les alcoolo-diabétiques. Cette notion ressort d'ailleurs clairement des observations que nous avons pu recueillir.

Si nous nous reportons à ces observations, nous constatons, en effet, que le phlegmon est survenu :

Dans l'observation qui nous est personnelle, à la suite d'une écorchure au doigt.

Dans la 2e, à la suite d'une piqûre au talon ;
— 3e — d'une piqûre du médius ;
— 4e — d'un coup de pied sur la jambe (contusion) ;
— 5e — d'un durillon forcé ;
— 6e — d'une fracture compliquée ;
— 7e — d'une piqûre légère du pouce ;
— 8e — d'une ostéite du calcanéum ;
— 9e — de l'extirpation d'un cor ;
— 10e — de fatigue sans traumatisme certain.

La cause est donc futile dans 7 cas ; elle ne présente

quelque caractère de gravité que dans 3 cas. On voit par
là combien la porte d'entrée a peu d'importance.

Le phlegmon, en effet, chez les individus alcoolo-diabétiques, peut se développer parfois d'une manière véri-
tablement spontanée. En général, il est cependant la
conséquence plus ou moins éloignée d'un traumatisme ;
mais il nous faut entendre ici le mot traumatisme dans
son sens le plus vaste et comprendre, sous ce nom,
toutes les causes extérieures qui viennent troubler la circulation et la nutrition en un point de l'économie.

Un phlegmon survient quelquefois à l'occasion d'un
grand traumatisme, mais, le plus souvent, c'est une lésion
insignifiante qui provoque son apparition; une légère écorchure, un durillon forcé, une contusion du pied détermi-
née par une chaussure trop étroite, etc..... Toutes ces
conditions sont si fréquentes qu'il n'est pas de malade
qui ne retrouve dans ses souvenirs un fait de cet ordre
avec lequel il explique l'accident grave dont il est frappé.
L'influence de ces traumatismes légers est indiscutable,
mais la part qui leur revient est certainement moins
grande que celle que leur attribuent les malades.

En réalité, toute la gravité du phlegmon diffus chez
nos malades dépend du terrain sur lequel ce phlegmon évolue : terrain miné par le diabète et l'alcoolisme.

L'association de l'alcoolisme et du diabète est d'ailleurs
facile à comprendre. Tourmentés par la soif, les diabétiques, en effet, usent de toutes sortes de boissons; affaiblis,
ils demandent aux liqueurs de titre élevé la restauration
de leurs forces, une augmentation passagère et illusoire
de leur énergie. On pourrait donc dire que le diabète
entraîne fatalement certains sujets à l'alcoolisme, à

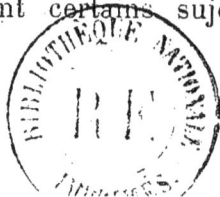

un alcoolisme insidieux et qu'ils trouvent tout naturel.

Notre malade nous a avoué, sans peine d'ailleurs, qu'il lui arrivait de boire 15 verres d'absinthe par jour !

Edifiés maintenant sur la porte d'entrée et sur le terrain, il nous reste à dire quelques mots du microbe. Tout phlegmon diffus est nettement lié à l'introduction de germes infectieux dans l'organisme. Ce microbe, cause efficiente, vrai coupable, c'est l'agent ordinaire et banal de la suppuration : le staphylocoque blanc et doré, souvent le streptocoque (Observation I) et tous les pyogènes par nature ou par circonstance.

CHAPITRE II

PATHOGÉNIE

Dans ce chapitre, nous avons cru pouvoir faire entrer quelques considérations historiques.

En effet, les différents auteurs qui se sont occupés de la question, l'ont surtout envisagée au point de vue pathogénique.

De plus, nous y avons glissé quelques détails d'anatomie et de physiologie pathologiques qui n'auraient pu constituer à elles seules un chapitre spécial.

A quoi doit-on attribuer la physionomie spéciale du phlegmon diffus chez les alcoolo-diabétiques ?

Depuis longtemps, on connaît l'influence nocive de l'alcoolisme et du diabète isolés sur la marche de toute inflammation. Mais ces deux causes peuvent se réunir chez un même individu et leurs effets n'en seront alors que plus rapides, leurs conséquences plus désastreuses.

Marchal (de Calvi) reconnaissait lui-même que le diabète avait besoin d'une cause adjuvante pour produire ces accidents. Parmi ces causes, il incrimine surtout l'alcoolisme et il dit que « l'intervention d'une cause occasionnelle, » telle que l'abus des spiritueux, au milieu des résultats

» d'une diathèse, est un fait clinique important et plein de
» conséquences morbides intéressantes. » Pour lui,
l'alcoolisme, le diabète établi, doit favoriser « le molimen
gangreneux » qui en dépend, parce qu'à lui seul cet abus
est capable de produire les accidents inflammatoires. Il
revient encore sur cette idée à propos du traitement des
affections thoraciques, dans le cours du diabète, par les
agents alcooliques. Il rappelle qu'ils peuvent favoriser les
accidents gangreneux. Il ne veut pas qu'un diabétique
boive plus d'une bouteille de vin de Bordeaux à chaque
repas.

« Je crois, dit-il, qu'il ne serait pas bon de dépasser
cette mesure déjà large. »

A cette époque, Dupuy (de Fronsac) remarqua que les
phlegmons se produisaient surtout dans les cas de diabète dont le principal symptôme était une soif excessive
et qui étaient associés à l'alcoolisme.

Ladevèze se range à cette opinion : il croit une cause
occasionnelle nécessaire et, pour lui, de toutes ces causes possibles, une des plus importantes est l'alcoolisme.

Léoty remarque aussi l'analogie d'action du diabète et
de l'alcoolisme, mais « frappé de l'analogie de composi-
» tion de la parenté chimique qui existe entre l'alcool et
» le glycose, il est tenté de conclure que la présence anor-
» male ou exagérée d'un élément de cette nature dans les
» tissus est la véritable cause de leur tendance aux mor-
» tifications » dans ces deux maladies. Ainsi, pour lui, il
y aurait identité d'action tenant à l'analogie de compo-
sition, mais pas autre chose. Mais s'il en est ainsi, les effets ne doivent-ils pas être plus prompts et plus énergiques quand les deux causes s'unissent? C'est une hypo-
thèse qui ne paraît pas s'être présentée à son esprit.

Enfin, en 1877, Verneuil, au Congrès du Havre, ramena la question sur son véritable terrain en montrant, par les faits, les résultats que produisent ces deux états mauvais quand ils se réunissent sur un même individu ; il se demande la part qui revient à l'alcoolisme dans la production des accidents dits diabétiques.

Il est évident que le diabète ne produit pas toujours des accidents, même quand un traumatisme grave est venu « battre le rappel de la diathèse », que la distribution de ces accidents ne suit pas une marche parallèle à celle du diabète. Il est probable que ces anomalies doivent trouver leur explication dans l'influence de l'alcoolisme.

En effet, les médecins qui se sont occupés du régime des diabétiques ne croient plus à la nécessité, ni même à l'utilité de leur faire prendre de hautes doses de boissons alcooliques.

Bouchardat dit, dans son *Traité du diabète,* qu'il ne recommande plus qu'un litre de vin de Bourgogne ou de Bordeaux de quatre ans dans la journée, et il ajoute : « Il » est incontestable, pour moi, depuis un grand nombre » d'observations, que l'usage modéré du vin contribue à » relever complètement les forces, mais pour que ce ré-» sultat soit favorable à la guérison, il faut utiliser ces » forces par un exercice en rapport avec elles... »

« Il faut, dit-il plus loin, restreindre autant que possi-» ble la quantité de boissons tout le temps que les urines » dépassent 1 litre 1i2 par 24 heures. »

Durand-Fardel s'est très mal trouvé de l'emploi des boissons alcooliques chez les diabétiques faibles, excitables, chez lesquels ils produisent rapidement de l'excitation nerveuse avec de la fréquence du pouls et de la respiration, tandis que les diabétiques vigoureux, au contraire, les supportent très bien.

Peuffer fait remarquer qu'il y a beaucoup plus de diabétiques à Heidelberg, où l'on boit du vin du Rhin très alcoolique, qu'à Munich, où l'on boit de la bière.

Une explication de la mauvaise influence de ce régime nous est fournie par Andrey (Thèse Paris, 1869). « L'alcool, » par son union avec les globules rouges, les empêche » d'absorber de l'oxygène ; par conséquent, loin d'activer » les combustions, il les ralentit ; il n'élève pas la tempé» rature, mais il est bien plutôt un réfrigérant ; or si la » température s'abaisse chez les diabétiques, il ne peut » pas être utile de refroidir encore ces malades ».

Ce fait, vrai à un point de vue général, l'est encore bien plus à celui auquel nous nous plaçons, quoique plus restreint. Tout réfrigérant doit avoir un effet déplorable dans le cours des accidents inflammatoires, parce que, dans son cours, on a noté sinon de l'hypothermie du moins une élévation très légère de la température nullement en rapport avec l'intensité des phénomènes inflammatoires et la rapidité « du molimen gangreneux ».

Donc, l'action de l'alcoolisme sur le développement des accidents inflammatoires dans le diabète est notée par un grand nombre d'observateurs.

Etudions d'abord les résultats produits par l'alcoolisme aigu, soit que le malade arrive à l'ivresse complète, soit qu'il ait fait un abus, moins considérable et momentané de boissons alcooliques. Marchal (de Calvi) rapporte des exemples de cette fâcheuse influence ; un de ses clients n'avait d'accidents herpétiques que dans ces conditions. « Chez un de mes malades, dit-il, que j'ai guéri radicale» ment du diabète, j'ai observé ceci de particulier : lors-

» qu'il faisait usage de spiritueux, il éprouvait sur les
» diverses parties du corps, mais spécialement aux lom-
» bes, des démangeaisons insupportables, avec production
» d'une multitude de petits boutons rouges qui duraient
» quelques heures à peine. Il n'avait éprouvé rien de sem-
» blable avant d'être diabétique et il a cessé de l'éprouver
» depuis qu'il est guéri ».

Ce fait semble nous démontrer d'une façon péremptoire
la nécessité de l'union, dans certains cas, des deux actions
nocives : le mauvais état général créé par le diabète et
l'intoxication momentanée produite par les alcooliques,
pour favoriser la naissance d'accidents cutanés.

Marchal publie ensuite une observation intéressante de
Demours : Un homme de 40 ans, robuste, sanguin, avait
l'habitude de suivre un régime exclusivement végétal et
de ne boire que du thé. Les urines étaient abondantes,
claires, sucrées. Il avait une grande faiblesse, une soif
que rien ne pouvait arrêter et une constipation opiniâtre.
Demours lui prescrivit du sirop antiscorbutique, du bon
vin pur et en grande abondance, un régime exclusivement
animal. Il survint aussitôt des poussées furonculeuses,
surtout au niveau des parties latérales du cou. Demours
les rapporte au sirop antiscorbutique ; mais les crucifères
sembleraient bien innocentes dans ce cas et absolument
incapables de produire une action aussi énergique. Cependant nous croyons que, dans ce cas, l'influence d'un chan-
gement brusque et complet de régime doit entrer en ligne
de compte, et l'usage du vin par un malade qui n'avait pas
l'habitude d'en boire ne doit pas avoir été sans action.

L'influence des boissons alcooliques prises momentanément à des doses trop élevées nous paraît ainsi bien

établie. Celle de l'alcoolisme invétéré, de l'intoxication alcoolique chronique, ne fait aucun doute.

Nos observations le prouvent aussi.

Comment, sur ce terrain que l'alcoolisme et le diabète coalisés ont affaibli, va se développer le phlegmon diffus?

L'agent pathogène va élaborer des toxines qui paralyseront les vaisseaux; il va pénétrer dans le courant sanguin, qui le charrie dans tout l'organisme; il détruira les globules blancs que la phagocytose va lancer à sa poursuite et en fera des globules de pus. Les cellules fixes du tissu conjonctif seront frappées de mort, elles se détacheront, seront noyées dans le caséum qui, dans un tissu sain d'abord, infiltré ensuite, constituera après ramollissement une poche purulente. Celle-ci va s'étendre, elle modifiera les tissus voisins, le tissu cellulaire se fondra pour lui livrer passage, le muscle désagrègera ses fibres et, si la collection rencontre du tissu fibreux, une aponévrose qui résiste, ne pouvant la traverser ou la dissocier, elle glissera à son côté et enverra des fusées en tous sens. Il se formera ainsi souvent à très longue distance de nouveaux foyers infectieux.

Mais si, chez l'individu sain, ces lésions destructives ne peuvent être produites que par un microbe d'une virulence exagérée, il n'en est pas de même chez les individus tarés, affaiblis par les diathèses que nous étudions.

Ne perdons pas de vue, en effet, le terrain particulier sur lequel le microbe banal, avons nous dit, et sans virulence exagérée, va agir. Chez l'homme sain, la lutte est d'autant plus longue que l'organisme est plus fort et se défend mieux. Nos malades sont, au contraire, affaiblis et la déchéance est rapide. Et c'est précisément par l'étendue des lésions, par la rapidité de leur marche, que se distin-

gue l'évolution du phlegmon diffus chez l'alcoolo-diabétique.

Le trouble nutritif que la présence constante du sucre
fait naître dans les tissus (tissu cutané, tissu osseux, tissu
pulmonaire) facilite singulièrement et prépare les infections, (phlegmon diffus, anthrax, ostéomyélite et tubercu-
lose pulmonaire). Le diabétique est un être voué au
parasitisme. Tous les auteurs l'ont prouvé : dans les tissus
vivants, comme *in vitro,* le sucre favorise le développement des pyogènes, et la clinique, enfin, le démontre aussi,
puisque les malades succombent plus souvent peut-être
d'infection que des progrès naturels de leur cachexie
diabétique.

Il est évident, en outre, que l'alcoolisme, par les troubles
circulatoires que la sclérose vasculaire produit dans l'organisme, ainsi que par l'état de moindre résistance à l'infection dans lequel il met ses victimes, ne fera, lui aussi,
qu'accentuer ces troubles dus au diabète et hâter la
déchéance organique de ces malades.

CHAPITRE III

SYMPTOMATOLOGIE

Dans ce chapitre de séméiologie, il est évident que nous laissons de côté les symptômes pathognomoniques du diabète et de l'alcoolisme. Cette description est hors de notre sujet ; nous voulons purement parler dans cette thèse des accidents inflammatoires qui surviennent chez des sujets qui sont nettement alcooliques et diabétiques.

Autour du point qui a été légèrement traumatisé, quelquefois, sans cause apparente, la douleur se fait sentir à l'endroit qui sera le point de départ de la lésion et le malade voit bientôt l'inflammation s'irradier dans tous les sens et occuper une étendue considérable. Cette douleur, avec une légère tuméfaction et une rougeur à peine apparente, constituent les seuls signes qui attirent notre attention. En effet, nous ne trouvons pas chaleur à la peau. Comme phénomènes généraux, on observe assez souvent de l'inappétence, de la céphalalgie, du délire ; mais il ne faut pas oublier que si l'inflammation se présente quelquefois chez l'alcoolo-diabétique avec le cortège de symptômes réactionnels qui accompagnent le phlegmon ordinaire, il n'en est pas toujours ainsi. Il arrive bien souvent que les phénomènes généraux sont peu marqués.

L'évolution du phlegmon peut s'accomplir de deux façons différentes : tantôt il affecte une marche très rapide, tantôt il progresse lentement et le pronostic varie suivant chacune de ces deux allures. Dans la première forme, l'inflammation aboutit si promptement à la gangrène que l'on n'a pas le temps d'intervenir. Dans ses cliniques, Landouzy cite deux observations de malades qui succombèrent, l'un en deux jours à la suite d'une écorchure au pied, l'autre en trois jours à la suite d'une piqûre au doigt (Voir observation VII).

Souvent la période inflammatoire passe inaperçue ; elle existe pourtant, on l'observera toujours quand on sera présent au début de la lésion, et ce point est d'une importance capitale, car c'est surtout à ce moment que les incisions peuvent amener la résolution et sauver le malade.

Dans la deuxième forme, le phlegmon n'affecte pas cette marche foudroyante, il prend une allure moins vive ; les périodes n'empiètent plus les unes sur les autres, la période inflammatoire se distingue nettement de la période de mortification et celle-ci n'arrive pas aussi brusquement à l'élimination (Voir observations II, V et VI).

Pendant les quatre ou cinq premiers jours, la région atteinte devient le siège d'un gonflement assez prononcé, on observe un peu d'œdème, les ganglions voisins s'engorgent. La peau se couvre d'une rougeur diffuse et, sur certains points, séparés par des zones moins foncées, elle prend une teinte vineuse. L'empâtement très marqué ne s'étale pas non plus d'une façon régulière, on trouve des plaques indurées, séparées par des points de moindre résistance.

Mais, tandis qu'à cette période inflammatoire, le phlegmon ordinaire provoque de coutume des symptômes généraux assez intenses, ici il en est tout autrement, sauf une coloration marquée du visage, il n'y a presque jamais de fièvre ; la langue est humide et rosée, l'appétit conservé, la soif un peu vive. Le pouls n'est pas en rapport avec une inflammation aussi intense. Mais un fort délire d'alcoolique, souvent même de véritables crises de *delirium tremens* avec zoopsie, viennent nous rappeler que nous sommes en présence d'alcooliques et que la situation est grave.

Quant aux phénomènes locaux, il est inutile de rechercher les signes caractéristiques de l'inflammation, on ne les y trouverait pas, et rarement il y a de la chaleur, rarement de la douleur. Les téguments ne sont pas rouges, la tuméfaction parfois peu développée.

L'incision pourtant donne issue à une grande quantité de pus et la réaction locale est si faible qu'on ne s'attendrait pas à des accidents si graves, qui sont cependant imminents.

En effet, quelques jours après, parfois quelques heures même, si on n'intervient pas, la tuméfaction des téguments, l'œdème de la peau, l'envahissement progressif des régions voisines, s'accentuent et l'inflammation, partie souvent d'un doigt, vient rendre impotent le membre tout entier et le vouer à l'amputation. Si, malgré cet avertissement, l'incision tarde à se faire, on voit bientôt les téguments prendre par places une teinte livide rougevineux, les tissus se refroidissent, les muscles n'obéissent plus à la volonté, les eschares paraissent se former : c'est la gangrène. Mais, à ce moment, il est trop tard pour intervenir, ce n'est pas le membre seul qui se nécrose, l'organisme tout entier est frappé de mort et

souvent avec une effrayante rapidité (Voir observations III
et IV).

Mais, au contraire, si, par une intervention, précoce on
a arrêté le mal dans sa marche rapide, on donne issue à
un pus quelquefois sanguinolent, quelquefois épais, en
quantité supérieure à celle que l'on prévoit ; et, pendant
quelques jours, une amélioration se produit. La plaie a
alors un aspect blafard, les bourgeons sont mous, ils sai-
gnent facilement. Les bords sont d'un violet pâle-vineux,
ils ont de la tendance à se décoller. La suppuration s'éta-
blit souvent très abondante par cette plaie, et, tant que
cette porte reste largement ouverte à l'élimination, le
malade se sent soulagé et jusqu'à la production de nouvelles poussées inflammatoires (Voir observations IX
et X).

En résumé, ce qui domine dans la symptomatologie,
c'est la variété de l'allure : ou bien silence symptomatique
presque complet, on bien, au contraire, infection rapide,
virulence exagérée, qui entraînent à bref délai une mort
foudroyante.

CHAPITRE IV

DIAGNOSTIC

Plusieurs cas peuvent se présenter.

C'est un diabétique avéré chez lequel nous avons trouvé aussi des signes indubitables d'alcoolisme. Des troubles inflammatoires se produisent en une région quelconque. A l'examen, on trouve au membre supérieur, à la main, par exemple, de l'empâtement diffus, une teinte rouge vineuse des téguments. Des troubles fonctionnels ont inquiété le malade qui vient consulter à ce sujet. Nous l'interrogeons. Le plus souvent, il attribue tous les accidents à un traumatisme plus ou moins sérieux. Peu à peu, cependant, les désordres locaux s'accentuent, prennent de l'extension ; le poignet devient impotent et œdématié, l'avant-bras lui-même prend une teinte rouge et présente des traînées de lymphangite. Nous sommes en présence d'un phlegmon diffus que nous n'avons qu'à constater et nous savons qu'il va évoluer chez un alcoolo-diabétique.

Dans un autre cas, nous sommes consultés par un malade de 40 à 50 ans qui dit s'être toujours bien porté et qui présente une lésion locale à un doigt, par exemple, à laquelle il n'attribue pas grand intérêt. Au cours de l'in-

terrogatoire, nous découvrons qu'il est depuis quelque
temps en proie à une soif intense qui lui a fait exagérer
des habitudes déjà existantes d'alcoolisme. Les mictions
sont très abondantes et nombreuses. Il n'a pas, cependant, perdu l'appétit, bien au contraire ; mais il se trouve
cependant soumis à un affaiblissement progressif. Des
troubles cutanés : sécheresse de la peau, éruptions furonculeuses, ont apparu. L'examen de la bouche révèle l'exis-
tence d'une gingivite et d'une stomatite intenses. Le signe
de la temporale est très net. Les artères sont de véritables
tüyaux de pipe. Nous faisons examiner les urines et l'analyse y décèle la présence d'une quantité considérable de
sucre. Nous portons donc le diagnostic de diabète chez
un alcoolique, et, de ce fait, la légère lésion inflammatoire
prend à nos yeux plus d'importance. Elle ne tarde pas,
en effet, à prendre l'allure d'un phlegmon diffus qui, en
quelques jours, peut emporter le malade.

Entre ces deux cas, nous pourrons d'ailleurs observer
de nombreux intermédiaires.

Le diagnostic doit donc porter, en présence de toute
lésion inflammatoire locale, en apparence insignifiante, et
sur cette lésion elle-même et sur le fond diathésique.

On ne s'arrêtera pas à la lésion locale ; on recherchera
soigneusement quel terrain lui offre le malade. Cette
recherche devra être minutieuse et répétée. Les analyses
d'urine devront être faites à plusieurs reprises de telle
façon qu'on ne puisse être induit en erreur par une
absence momentanée de sucre.

L'examen local réservera rarement des déboires. Ce
sera lui qui, quelquefois, mettra sur la voie et fera décou-
vrir un diabète ignoré.

Le phlegmon diffus constitué, il faudra le distinguer

des autres inflammations qui pourraient survenir chez un alcoolo-diabètique.

L'érysipèle œdémateux, par exemple, se distinguera par son bourrelet marginal, saillant, brillant et lisse.

L'érysipèle bronzé devra être éliminé; on y arrivera par l'absence de la coloration particulière de la peau et de l'emphysème, très rapidement developpé grâce à la production de gaz putrides.

CHAPITRE V

PRONOSTIC

Le phlegmon, chez les alcoolo-diabétiques, est un accident très grave, dont le pronostic doit être très réservé. Mais le pronostic peut être modifié par différentes conditions.

Ce n'est pas la nature du germe pathogène, puisque sa virulence peut être momentanément exaltée, bien qu'il soit normalement de nature banale. Ce n'est pas non plus la porte d'entrée qui, par son étendue, par les troubles locaux et fonctionnels qu'elle détermine, aggrave aussi la situation. Mais, ce qu'il faut considérer, avant tout, c'est le terrain en présence duquel on se trouve.

L'alcoolisme est-il invétéré chez notre malade ? a-t-il atteint le foie, les vaisseaux, le cerveau ? Est-ce un diabète gras qui, on le sait, peut évoluer, pendant de longues années, sans grand danger pour le malade ? Est-ce, au contraire, un diabète maigre avec amaigrissement rapide et cachexie imminente ?

Généralement, le diabétique gras offre plus de résistance ; chez lui, on peut au moins maintenir l'affection stationnaire ; chez le malade débilité il n'est guère permis d'espérer.

Les accidents seront d'autant moins à craindre que le diabète sera moins avancé, que sa marche sera moins rapide et qu'il sera sérieusement combattu par un traitement approprié. Si le malade se trouve dans de bonnes conditions hygiéniques, s'il a déjà suivi un régime sévère et qu'il en ait obtenu de bons résultats, on pourra bien augurer de la terminaison. Il n'en sera pas de même chez celui qui n'aura suivi aucun traitement, surtout si l'on a affaire à un diabète à forme aiguë, à un malade pauvre et découragé (Voir observation VIII).

D'autre part, a-t-on eu des lésions inflammatoires et des incisions multiples et précoces, ont-elles enrayé la marche de phlegmons précédents ? Le malade a-t-il été déjà affaibli par des anthrax qu'il a fallu largement cautériser ?

Autant de questions qui font varier le pronostic.

Si nous prenions à la lettre les tableaux que nous avons réservés pour le dernier chapitre, nous pourrions répéter que le phlegmon diffus des alcoolo-diabétiques est une affection très grave, à évolution généralement fatale. Ces tableaux nous montrent que, sur 10 cas, 7 cas ont abouti à la mort, 3 seulement sont arrivés à la guérison. Il nous faut cependant remarquer que ces observations datent de l'époque préantiseptique, pénétrer plus avant dans l'analyse de ces tableaux et faire une courte échappée sur le traitement. Ces tableaux nous montrent, en effet, que le phlegmon diffus, chez ces malades, était justiciable d'un traitement déterminé et que, lorsque ce traitement avait été judicieusement appliqué, la guérison avait été obtenue.

Il y a donc lieu d'espérer que le phlegmon diffus, bénéficiant du traitement que nous exposons, d'une asepsie et d'une antisepsie rigoureuses, sera plus rarement fatal chez les alcoolo-diabétiques.

CHAPITRE VI

TRAITEMENT

L'étiologie de l'affection qui nous occupe semblerait au premier abord proscrire toute intervention chirurgicale active : n'est-il pas dangereux de pratiquer dans ces tissus déjà diminués de résistance, affaiblis encore par l'infection, de nouvelles ouvertures qui pourront servir de nouvelles portes d'entrée aux agents microbiens ? C'est là l'opinion de Landouzy : « Les diabétiques sont de vrais » *noli me tangere* ; chez eux on doit prendre garde à la » moindre écorchure ; il faut s'abstenir autant que possi- » ble de toute intervention ».

C'est encore l'opinion de Verneuil, qui se place, pour préconiser l'abstention chirurgicale, à un autre point de vue : « J'ai, en effet, remarqué, dit-il, que les incisions que » j'ai pratiquées ont toujours été suivies d'une perte de » sang relativement énorme, et que toujours aussi l'état » du malade avait été fâcheusement aggravé à la suite de » cette spoliation involontaire » (1). Que devons-nous penser de tout cela ?

---

(1) Société de chirurgie, 1867.

Et d'abord, devons-nous reculer devant l'incision par crainte d'infection secondaire ? Il serait presque inutile de nous le demander. L'observation exacte des règles de la plus élémentaire antisepsie, qu'il n'est plus permis à personne d'ignorer, empêchera d'une façon certaine l'accès d'autres germes, en même temps qu'elle exercera une action destructive sur les agents microbiens déjà en pleine activité morbide. La phrase de Landouzy, vraie avant la période Listérienne, ne l'est plus aujourd'hui.

D'autre part, les hémorragies sont-elles tellement redoutables qu'elles doivent nous faire renoncer aux incisions ? C'est ce que pensait Verneuil ; c'est ce qu'il a soutenu dans une séance de la Société de chirurgie ; mais il ne faut pas oublier que déjà à cette époque nombre d'auteurs, Legouest, Trélat, Demarquay, combattaient ces idées et n'hésitaient pas, le cas échéant, à recourir aux débridements.

Dans notre observation personnelle, de larges débridements ont été exécutés, une désarticulation d'un doigt a été faite, et l'hémostase s'est faite très facilement.

Avec les moyens multiples et variés d'hémostase provisoire ou définitive que nous possédons, ne sommes-nous pas aussi bien armés contre l'hémorragie que nous ne le sommes par l'antiseptie contre les infections secondaires ?

Les incisions ne sont donc pas dangereuses. Sont-elles utiles ? Les faits vont nous répondre. Que résulte-t-il de l'analyse des neuf observations qui forment notre travail et de l'observation qui en marque le début ? Dans les deux cas de Verneuil, traités par l'abstention chirurgicale, la mort est survenue ; dans cinq autres, on a pratiqué des incisions, ce qui n'a pas empêché le dénouement fatal. Il

semblerait donc qu'on ne retire aucun bénéfice de l'intervention chirurgicale. C'est que cette intervention, pour
être efficace, doit être soumise à certaines règles dont il
n'est pas possible de s'écarter sans compromettre le résultat thérapeutique. En effet, dans ces cinq observations, il
s'agit ou bien d'incisions petites et manifestement insuf-
fisantes (observation V), ou bien d'incisions pratiquées
à une période tardive de l'infection (observations II et VIII),
ou bien de phlegmons à marche essentiellement rapide
(observation VII). Dans les trois dernier cas, au contraire,
les incisions multiples, larges et précoces, suivies, bien
entendu, de lavages antiseptiques, ont amené la guérison
plus ou moins rapide. C'est ce que nous avons cherché
à mettre en évidence dans les tableaux suivants,

Nous avons réuni intentionnellement dans un même
tableau les trois observations dans lesquelles l'intervention chirurgicale a été couronnée de succès. Nous nous
sommes attaché à mettre en relief, dans la colonne des
observations, les circonstances qui pouvaient expliquer
l'insuccès pour les autres cas.

Tableaux.

DATES	NUMÉRO DE L'OBSERVATION ET INDICATION BIBLIOGRAPHIQUE	SIÈGE DU PHLEGMON	TRAITEMENT LOCAL	RÉSULTAT	OBSERVATIONS
1873	N° 2 Thèse de Léoty Paris, 1836.	Pied	Incision à plusieurs reprises, large en dernier lieu, avec drainage et injection phéniquée.	Mort.	Pas d'incisions larges d'emblée. La première incision a été faite 23 jours après le début du phlegmon.
1876	N° 3. Verneuil (1877, Congrès du Havre).	Main et avant-bras.	Bains tièdes : eau additionnée de liqueur de Labarraque. Lotions à l'eau phéniquée et cataplasmes.	Mort.	Abstention chirurgicale.
1876	N° 4. Verneuil (1877, Congrès du Havre).	Membre infér.	Cataplasmes arrosés d'alcool et saupoudrés de poudre de quinquina.	Mort.	Abstention chirurgicale.
1877	N° 5 Thèse de Girou, Paris, 1881.	Membre infér.	Incision en croix sur la face dorsale du gros orteil. Bains de pied.	Mort.	L'incision a été faite sur la face dorsale du gros orteil, alors que le phlegmon avait envahi le coude-pied. Il n'a pas été fait d'autre incision, malgré les progrès du phlegmon.

DATES	NUMÉRO DE L'OBSERVATION ET INDICATION BIBLIOGRAPHIQUE	SIÉGE DU PHLEGMON	TRAITEMENT LOCAL	RÉSULTAT	OBSERVATIONS
1880	N° 6. Thèse de Girou, Paris, 1881.	Membre infér.	Incision prolongeant la plaie existante. Plus tard, larges incisions. Compresses d'eau phéniquée.	Mort.	Les incisions larges n'ont été faites que lorsque les lésions étaient très avancées, « la jambe noire... marbrée de plaques livides ».
1881	N° 7 Thèse de Girou, Paris, 1881.	Main et avantbras.	D'abord cataplasmes. Plus tard, incision large sur la face dorsale de l'avantbras. Cataplasmes.	Mort.	Gravité spéciale : la mort est survenue 36 heures après le début du phlegmon.
1880	N° 8 Thèse de Girou, Paris, 1881.	Jambe.	Une seule incision.	Mort.	L'incision a été faite le 15 octobre, or, le malade était rentré à l'hôpital le 22 septembre et le début était déjà éloigné. L'état général venait de s'aggraver au moment où l'unique incision a été faite.

DATES	NUMÉRO DE L'OBSERVATION ET INDICATION BIBLIOGRAPHIQUE	SIÈGE DU PHLEGMON	TRAITEMENT LOCAL	RÉSULTAT	OBSERVATIONS
1878	N° 9. Thèse de Peyrot, Paris, 1878.	Face dorsale du pied d'abord, puis face plantaire.	Plusieurs incisions, dès l'envahissement de la région plantaire, large incision et excision de l'aponévrose plantaire.	Guérison.	Incisions larges, d'emblée, dans la première et la deuxième période du phlegmon.
1878	N° 10 Thèse de Peyrot, Paris, 1878.	Jambe.	Cinq incisions de 3 à 4 centimèt. d'étendue.	Guérison.	Incisions, sinon très larges, du moins nombreuses et hâtives.
1899	N° 1 Inédite. Prise dans la pratique de M. le prof' Gilis.	Face dorsale de la main et de l'avant-bras.	Incisions larges et profondes dès le début, drainage, pansements, bains, injections. Nouvelles incisions à mesure que le phlegmon gagne en étendue.	Guérison.	Incisions multiples, larges, profondes, renouvelées dès que l'inflammation a gagné du terrain. Les premières ont été faites d'emblée.

Quelle devra donc être la conduite du praticien en présence d'un phlegmon survenu chez un alcoolo-diabétique ? « Il aura une indication de plus à remplir, celle du traitement général, mais aucune en moins au point de vue chirurgical. »

Tout d'abord, dès que le phlegmon aura été reconnu, dès qu'une tuméfaction, serait-elle légère, aura apparu, le chirurgien devra avoir recours aux incisions, car c'est à ce moment-là que les phénomènes pourront rétrocéder. Ces incisions devront être plus ou moins nombreuses, suivant le siège et l'étendue de la phlegmasie ; elles intéresseront le tissu cellulaire dans toute son épaisseur, et l'aponévrose d'enveloppe sera ouverte dans le cas de phlegmon profond. Il faut avoir soin, toutefois, de laisser entre chacune d'elles un intervalle de quelques centimètres pour éviter le sphacèle des parties intermédiaires.

C'est à ce moment qu'une surveillance active sera exercée, car, chez ces individus diathésiques, on ne doit pas perdre de vue la possibilité d'une hémorragie, que l'on arrêtera facilement par la compression, et si cette dernière ne suffit pas, on placera une pince hémostatique à demeure.

Il arrive presque toujours que l'inflammation continue sa marche après les premières incisions : le chirurgien ne doit pas craindre de poursuivre le pus au niveau de ses fusées les plus lointaines ; il fera de nouvelles incisions ; mais, pour éviter des ouvertures d'une étendue considérable et pour permettre au pus un écoulement facile, il fera des contre-ouvertures et placera des drains dans les parties les plus déclives.

Malgré ces incisions, malgré le drainage, l'inflammation peut progresser et la tendance à la diffusion être très grande ; les cautérisations profondes avec le thermocautère pourront rendre de grands services ; car, au grand mérite qu'il a d'oblitérer les vaisseaux au fur et à mesure qu'il les divise, il joint l'avantage de détruire les germes, non seulement sur place, mais encore à une certaine distance.

Ce traitement sera complété par l'emploi des bains locaux antiseptiques continus ou, tout au moins, longtemps prolongés et que l'on renouvelle jour et nuit. Dans l'intervalle des bains, on aura recours aux enveloppements humides, et si la lésion siège à un membre, on aura soin de l'élever légèrement, pour favoriser la circulation veineuse et ralentir la circulation artérielle.

Chez notre malade, les bains continus étaient mal supportés. On donnait donc trois ou quatre bains de une à deux heures de durée dans les vingt-quatre heures. Dans l'intervalle, on appliquait des pansements humides que l'on renouvelait très souvent, car le pus avait bien vite traversé la couche de coton qui enveloppait la main et l'avant-bras.

A chaque pansement, les drains étaient soigneusement nettoyés pour permettre le libre écoulement du liquide ; les grands lavages légèrement antiseptiques n'étaient pas négligés, et on injectait de l'eau oxygénée au quart, au tiers et même pure ; on touchait souvent les plaies avec des tampons trempés dans la teinture d'iode pure.

Il est évident que le traitement du diabète et de l'alcoolisme ne doit pas être négligé. Nous ne croyons pas devoir insister sur ce côté de la question ; nous dirons seulement que l'opium rend de très grands services, en agissant à la fois sur la glycosurie et les manifestations délirantes de l'alcoolisme; que les alcalins doivent être donnés à larges doses.

Enfin, dès que ce sera possible, on aura recours à tous les moyens susceptibles d'empêcher des désastres fonctionnels. On utilisera le massage et l'électrisation. Les courants de haute fréquence, préconisés ces dernières années pour le traitement du diabète, pourront être employés soit sous forme d'auto-conduction comme traitement général, soit sous forme d'applications directes, au point de vue local. Sous cette dernière forme, ils accélèrent la résorption et contribuent à la restauration du muscle.

CONCLUSIONS

1° Chez l'alcoolo-diabétique, le moindre traumatisme, quel que soit le microbe qui entre en jeu, peut provoquer des lésions inflammatoires et en particulier le phlegmon diffus.

2° Ce phlegmon se caractérise cliniquement par son début insidieux, par l'absence de réaction fébrile, par une sorte d'indolence et enfin par sa longue durée.

3° Sa gravité particulière est imputable aux modifications profondes de l'organisme sur lequel s'est faite l'association du diabète et de l'alcoolisme.

4° Le pronostic, très grave, est en rapport avec celui des deux diathèses associées et aussi avec le mode de traitement employé.

5° En présence d'un phlegmon diffus chez un alcoolo-diabétique, il faut agir rapidement et avec énergie par des incisions larges et multiples, par l'emploi des bains continus ou fréquemment répétés, par l'application d'anti-septiques énergiques.

OBSERVATION II

(Thèse Léoly, 1873)

Diabète et alcoolisme. — Piqûre au talon : phlegmon diffus. — Mort

Gros (Anselme), charpentier, 57 ans, entre à l'hôpital, dans le service de Verneuil, le 23 septembre 1873, pour des accidents nerveux survenus à la suite d'une piqûre au talon.

Commémoratifs : il a toujours été très sec, mais se porte bien ; quelquefois fatigué par les ribotes du lundi ; il n'a jamais eu ni rhumatisme, ni fièvre intermittente, ni syphilis ; habitudes marquées d'ivrognerie.

Dans le courant de juin, c'est-à-dire il y a trois mois environ, il a été pris tout d'un coup d'un appétit féroce ; il dévorait, dit-il, plutôt qu'il ne mangeait, et il buvait en proportion ; les urines étaient aussi abondantes et fréquentes.

Le 8 septembre, en travaillant dans son atelier, un clou lui est entré dans le talon droit, à une profondeur de deux centimètres environ ; pendant huit jours, il ne s'est pas inquiété de cette piqûre ; il a continué à travailler, quoique son pied fût douloureux et qu'il marchât seulement sur la pointe.

Vers le 15 septembre, les douleurs s'accentuent davantage ; le pied s'enfle tous les soirs ; un malaise général se fait sentir ; perte d'appétit, soif exagérée ; il commence à maigrir, et, le 28, il se décide à entrer à l'hôpital.

A son entrée, la lésion locale et les manifestations générales sont si peu accentuées qu'on reçoit le malade sans lui donner beaucoup d'attention. Le pied est un peu gonflé.

Le 30 septembre, la rougeur diffuse des premiers jours s'est étendue ; il n'y a pas d'empâtement dans la région. Le malade se plaint d'une soif excessive.

Le 7 octobre, on constate une eschare de la dimension d'une pièce de 50 centimes, au-dessous de la malléole interne. Nicaise fait un débridement à ce niveau, il sort un peu de liquide séro-purulent.

A ce moment-là, le malade n'ayant pas encore donné clairement les renseignements ci-dessus sur ses antécédents, on fait néanmoins l'analyse de l'urine. Le diagnostic de phlegmon diabétique est posé *a priori*, et l'analyse des urines en donne une parfaite confirmation : 54 grammes par litre ; quantité, 2,750 grammes.

Le 9 octobre. — Une collection purulente s'est formée à 55 centimètres de la racine du petit orteil, sur le dos du pied. Nicaise fait une ouverture à ce niveau ; il en sort une quantité de pus assez considérable.

Le 11. — Point de mieux dans l'état général ; le malade maigrit ; inappétence, soif considérable, suppuration abondante.

Le 13. — Même état ; pain de gluten et bicarbonate de soude.

Le 14. — Urines, 1,250 grammes ; sucre, 59 grammes.

Le 15. — Toute la plante du pied est le siège d'un phlegmon. Incisions sur le bord interne et sur la face plantaire du talon. On passe un tube à drainage sous le pont qui sépare les deux incisions. Injections phéniquées détersives dans le tube deux fois par jour.

Le 16. — Diarrhée ; peu de sommeil.

Le 21. — Urine, 1,500 grammes ; sucre, 8 grammes.

Le 25. — Suppuration abondante ; inappétence ; émaciation très prononcée. Pronostic très grave. Verneuil agite la question d'opportunité de l'amputation.

Le 18. — Urine, 2,500 grammes ; sucre, 12 gr. 275.

Le 31. — L'appétit est un peu revenu ; le malade se trouve mieux ; il boit moins.

Le 6 novembre. — Suppuration moins abondante ; il paraît y avoir un peu d'amélioration de l'état général.

Du 6 au 12. — Alternatives d'inappétence et d'appétit ; soif peu accentuée.

Le 12 au soir. — Petits frissons. Température axillaire, 38°.

Le 13 au matin. — Verneuil, averti des frissons de la veille et redoutant une résorption, fait faire une injection iodée. Le soir, nouveau frisson, qui dure 5 minutes. Température, 41°. A 8 heures du soir, délire.

Le 14. — Urine, 1,250 grammes ; sucre, 6 grammes. Température du matin, 37°2. Pas de frisson ; le malade mange dans la journée.

Le 15. — Température du matin, 36°4 ; soif modérée ; peu d'appétit. Température du soir, 38°4.

Le 16. — Frisson d'un quart d'heure. Température, 40°4. Mort à 8 heures du soir.

OBSERVATION III

(Résumée).

Communiquée par Verneuil au Congrès du Havre.
Diabète et alcoolisme. — Piqûre légère du médius. — Phlegmon
diffus. — Adynamie. — Mort.

X..., 51 ans, marchand de vins, entre à la Pitié, le 4 mai 1876, pour un phlegmon diffus de la main et de l'avant-bras.

Le 15 avril précédent, il s'était fait au médius de la main droite une piqûre insignifiante à laquelle il n'accorda aucune attention et qui ne l'empêcha pas de continuer son travail. Cependant, les jours suivants, le doigt gonfle et devient douloureux. Le médecin traitant ordonne émollients, repos, et débride le doigt malade. La main et l'avant-bras se prennent, une incision à la paume de la main n'arrête pas les progrès du mal et le malade entre à l'hôpital.

A l'entrée : tuméfaction de tous les doigts, infiltration purulente à la paume de la main, œdème considérable de la face dorsale, phlegmon diffus s'étendant jusqu'au coude, douleurs spontanées, médiocres et de faible intensité à la pression. Température à peine au-dessus de la normale.

En revanche, état général mauvais, inappétence absolue, soif vive, le ventre est ballonné ; diarrhée les jours précédents ; nuits agitées.

Comme antécédents, le malade a abandonné son métier de boulanger à cause des grandes fatigues et a pris un commerce de vin. Il a, dit-il, largement usé des boissons alcooliques sans jamais se mettre en état d'ivresse.

Les urines contiennent une notable quantité de sucre.

Ayant à son tour pratiqué l'examen, Verneuil dit qu'ayant reconnu l'association du diabète et de l'alcoolisme, il portait le pronostic le plus grave : « Je ne crus pas intervenir activement, en pratiquant des incisions et des contre-ouvertures, et me contentai de plonger l'avant-bras et la main pendant plusieurs heures par jour, dans un bain tiède, rendu désinfectant par l'addition de la liqueur de Labarraque. Dans l'intervalle, les parties malades étaient lotionnées avec l'eau phéniquée et recouvertes de cataplasmes. A l'intérieur, potion de Todd, lait coupé avec de l'eau de Vichy et bouillon ».

Pendant quelques jours on constata une légère amélioration ; mais bientôt l'état général s'aggrava et la mort survint le 19 mai.

Observation IV

(Résumée).

Verneuil, Congrès du Havre 1877.

Diabète et alcoolisme. — Contusion de la jambe. — Phlegmon diffus du membre inférieur. — Mort.

Jean Favre, 54 ans, marchand de vins, entre à la Pitié le 3 mai 1876. Quelques jours auparavant, il reçut un coup de pied à la partie antérieure et supérieure de la jambe droite. Pas de plaie, mais formation immédiate d'une bosse sanguine volumineuse. Pendant ce temps, du gonflement et de la douleur apparaissent à la partie contuse et le malade se décide à entrer à l'hôpital.

A son entrée : les urines renferment une quantité considérable de sucre. Le malade, interrogé sur ses antécédents, répond que depuis longtemps et bien antérieurement à son accident, il était tourmenté par une soif incessante et, grâce à sa profession et cette soif excessive aidant, il faisait une consommation abondante de spiritueux. La jambe est tuméfiée, la peau est rouge, et cette rougeur et ce gonflement remontent au-dessous du genou et descendent quelques centimètres au-dessus de la plaie. On constate de plus quelques phlegmons.

Le 5 mai, le phlegmon s'est étendu ; il s'écoule de la

plaie un liquide séreux, noirâtre et fétide ; sous la peau décollée on voit le tissu cellulaire sphacélé.

Le phlegmon fut traité par les cataplasmes arrosés d'alcool phéniqué et saupoudrés de poudre de quinquina.

Aucun résultat : le décollement de la peau progresse toujours, remonte au-dessus du genou.

Dès le 10 mai, le décollement remonte à mi-cuisse. Le malade est presque complètement insensible et ne souffre pas du tout.

Il est toujours somnolent.

Le 15, il tombe dans le demi-coma et le stertor. Le membre est triplé de volume au voisinage du pli de l'aine ; il s'en écoule un liquide fétide.

Le 20, mort.

OBSERVATION V

(Résumée)

Thèse de Girou, 1881
Phlegmon de la jambe. — Mort.

J..., âgé de 53 ans, marchand de vin, souffrait, depuis une quinzaine de jours déjà, d'un durillon forcé, situé à la face interne du gros orteil gauche, au niveau de l'articulation métatarso-phalangienne, quand, le 25 mars 1877, il fut pris, à la suite d'une fatigue exagérée, d'accidents inflammatoires que n'arrêtèrent pas les émollients. Une ouverture spontanée se fit au niveau du durillon, mais, en même temps, le phlegmon s'étendait, gagnait en haut le niveau du cou-de-pied et en dehors le bord externe du tarse. Une incision en croix du dos du gros orteil mit à nu le tendon de l'extenseur.

Le malade, entre, dans cet état, à la maison de santé, dans le service de M. Cruveilhier, le 4 avril 1877. A travers les incisions, un stylet arrive sur la première phalange et le métatarsien du gros orteil et constate un décollement assez considérable, surtout en dehors. Le malade est mis au repos dans une gouttière avec un drain. On lui donne en même temps des bains de pieds.

Rien ne peut faire croire à un mal perforant ou à des troubles trophiques. La sensibilité est parfaite, il n'y a pas de douleur spéciale. Un durillon analogue existe sur l'autre pied. A la partie antérieure de chaque jambe existent deux larges taches pigmentaires attribuées par le malade à un traumatisme pour la jambe droite, à une fracture, dont on sent encore le cal exubérant, pour la gauche.

L'état général paraît bon au premier abord et la constitution vigoureuse, mais tandis que sa mère a une bonne santé, son père est mort asthmatique ; il a eu lui-même plusieurs attaques de rhumatisme articulaire aigu ; il est *alcoolique,* a un peu de polydipsie sans polyphagie ni amaigrissement. Son urine, très abondante (2 litres 1/2), contient 34 grammes de sucre par litre sans albumine. Il n'a pas de furoncle.

Le 10 avril.— On retire le drain. Le tendon s'exfolie.

Le 25.— Le malade rend deux litres d'urine contenant 29 gr. 5 de sucre par litre. Tous les phénomènes inflammatoires se sont calmés.

On pratique l'amputation du gros orteil en présence de M. Lucas-Championnière, venu pour appliquer le pansement de Lister dans toute sa rigueur.

Le 27. — T. axil., 37°7. Pouls, 100.

Le 28. — On enlève les fils d'argent.

Le 2 mai.— L'urine contient 40 grammes de sucre par litre. La réunion par première intention n'a lieu en aucun point. La plaie suppure abondamment ainsi que le trajet de l'incision, malgré une cautérisation au chlorure de zinc. Un ganglion de l'aine est engorgé. T. axill., 38°4.

Le 9. — L'emplacement du premier drain présente un nouveau décollement qu'on draine. La partie du métatarsien qui persiste est dénudée.

Le 15. — La suppuration est très abondante et fétide. Des fusées purulentes se prolongent en dehors. Une légère hémorragie veineuse se produit pendant le pansement. L'état général est bon : 50 grammes de sucre par litre.

Le 18. — Même état. Le pansement phéniqué est remplacé par l'alcool.

Le 22. — L'état général s'aggrave considérablement. Le membre inférieur, très œdématié, présente des fusées purulentes dépassant le cou-de-pied. De larges phlyctènes siègent sur le tarse et sur la partie antérieure de la jambe. Une eschare, grande comme une pièce de 5 francs, siège au niveau de la malléole interne. La plaie est terne, les bourgeons charnus décolorés. L'état général est en rapport avec ces lésions ; le malade s'affaiblit et devient subictérique

Le 28. — L'état général est déplorable. L'appétit est complètement perdu, quoiqu'il n'y ait pas de vomissements. L'ictère est très prononcé. Les urines, fort chargées de bile, ne contiennent plus que 80 grammes de sucre par litre. La diarrhée est abondante,

L'emphysème du membre s'étend jusqu'au milieu de la cuisse ; de vastes phlyctènes se forment.

Le malade succombe le 29.

OBSERVATION VI

(Résumée)

(Thèse Girou, 1881)

Fracture compliquée de jambe. — Phlegmon diffus. — Mort

S... (Joseph), âgé de 34 ans, brasseur, d'un tempéra-
ment vigoureux, entre, le 22 janvier 1880, à l'hôpital
Necker, salle Saint-André, n° 8, dans le service de M. le
professeur Guyon.

Le malade vient de se faire une fracture de la jambe
gauche en tombant de la hauteur du deuxième étage. Une
plaie, longue de 6 centimètres, communique avec le foyer
de la fracture. Les fragments font une légère saillie entre
les lèvres de la plaie. A son entrée (3 heures du soir), on
applique un pansement de Lister, après avoir pratiqué une
ligature avec du catgut, et avoir rapproché les bords de la
plaie avec des points de suture.

Le lendemain 23. — Les points de suture, le plus bas et
le plus élevé (le plus rapproché de la fracture), sont enlevés. On met un appareil plâtré.

Le 24. — Les autres points de suture sont enlevés.
Pendant les jours suivants, la plaie a une teinte blafarde,
la réduction se maintient mal ; on applique une pointe de
Malgaigne. Dès lors, la jambe commence à se tuméfier et
à présenter des caractères phlegmoneux.

Le 28. — La plaie est prolongée par une incision ver-
ticale, sur laquelle on en fait tomber une seconde perpen-
diculaire. Dans la soirée, le pansement est changé. On
fait une injection dans le foyer. Les bords de la plaie sont
tuméfiés ; elle a une teinte blafarde, exhale une odeur

fétide, et le gonflement du membre a encore augmenté.

Le 29. — Les mêmes symptômes s'accentuent.

Le 30. — Au matin, la jambe est de plus en plus tuméfiée, noire, marbrée de taches livides. Le pied, un peu
refroidi, est blanc, marbré de brun. La cuisse, très tuméfiée, crépite sous la main, jusqu'au niveau de l'épine ilia-
que. Les bords de la plaie, très turgescents, livrent passage à du pus verdâtre et à une sanie rosée, fétide. Ils
laissent aussi passer de nombreuses bulles de gaz qui
viennent s'ouvrir à la surface du liquide.

On pratique de larges incisions à la racine du membre,
pénétrant jusqu'au niveau de l'aponévrose. On trouve une
infiltration considérable de pus, donnant au tissu cellulaire sous-cutané l'apparence de la pulpe d'orange. Des
compresses d'eau phéniquée au 20° sont fréquemment
renouvelées sur le membre, et on fait prendre au malade
une potion tonique à l'alcool et à l'extrait de quinquina.

Le malade meurt à huit heures du soir.

On apprend, ce jour-là seulement, que le malade a,
depuis longtemps, une soif vive, des sueurs abondantes
et de fréquentes mictions. Il buvait jusqu'à 100 chopes de
bière par jour. Les urines, dont on ne peut doser la quantité, contiennent 18 grammes de sucre par litre.

La température a oscillé entre 37°4 et 38°2 pendant les
premiers jours. La veille de la mort, elle s'est élevée
brusquement à 39°9, le matin, pour atteindre 40°2 au moment de la mort.

Observation VII

(Résumée)

Thèse Girou, Paris, 1881

Piqûre du pouce. — Phlegmon diffus à marche rapide. — Mort en 36 heures.

Recordet, 65 ans, ébéniste, se fait, le mercredi 19 novembre 1880, avec un éclat de bois, une piqûre légère au niveau de la deuxième phalange du pouce droit. Il continue à travailler et, le dimanche, consulte un médecin qui lui conseille le repos et l'emploi permanent de cataplasmes.

Le lundi 24. — A l'examen à la consultation : panaris limité aux deux phalanges du pouce droit ; pas de fièvre et pas de douleur. Les bords de la plaie sont sanieux, écartés, grisâtres, une phlyctène existe sur la face dorsale du pouce.

Pas d'antécédents. Boit beaucoup, mais se défend d'être alcoolique. Dans la nuit, délire consistant presque uniquement en un délire professionnel. Le lendemain, le délire présente les mêmes caractères mais avec plus de calme.

La peau est fraîche, pouls peu fréquent, mais très petit. Température axillaire 36°4.

Etat local. — La face dorsale du pouce a une teinte noirâtre ; à la face palmaire, la plaie a le même aspect terne et grisâtre ; tout autour l'épiderme est décollé. Sur la face antérieure de l'avant-bras et sur le tiers inférieur de la face interne du bras, se trouvent des plaques noires, molles, ecchymotiques, anesthésiques et confluentes et recouvertes de larges phlyctènes à sérosité louche, dont plusieurs sont rompues. Sur la face dorsale de l'avant-bras et sur le bras, au-dessous du point où s'arrêtent les taches ecchymotiques, existe un empâtement mou et même sub-fluctuant en certains points. Mais la peau de cette région est pâle, froide, nullement phlegmoneuse.

Une large incision est pratiquée sur la face dorsale de l'avant-bras en un des points présentant la fluctuation la plus nette. Il s'écoule par l'ouverture, seulement, quelques gouttes de sérosité teintée de sang.

Les urines renferment une grande quantité de sucre, et la femme du malade affirme des habitudes alcooliques.

Potion à l'extrait de quinquina. Large cataplasme enve-loppant tout le membre.

A 4 heures, la peau est froide, le pouls petit, la respi ration stertoreuse ; la température 36°2. L'œdème de la main et de l'avant-bras a encore augmenté, toutes les phlyctènes sont rompues sauf celle du pli du coude.

Au niveau de la partie postérieure du coude est une tumeur fluctuante, grosse comme le poing. Une ponction exploratrice fait sortir quelques cuillerées d'un liquide séro-sanguinolent.

A 6 heures. Mort.

OBSERVATION VIII

(Résumée)

Thèse de Girou

Diabète.— Alcoolisme.— Ostéite du calcanéum.— Phlegmon diffus. — Mort.

B..., Julie, 54 ans, journalière, entre, le 22 septembre 1880, à l'hôpital. Depuis trois ans environ, elle boit beau-coup plus qu'auparavant et la quantité des urines émises a considérablement augmenté. Elle a, dit-elle, l'habitude de boire beaucoup de vin.

Trois mois avant son entrée, toute la région du calcanéum est devenue chaude, rouge, douloureuse et quelque temps après un abcès s'est ouvert et, par le trajet, est sortie une petite esquille osseuse.

A son entrée, on constate que la plaie est ulcéreuse, non bourgeonnante, suppurant très peu. Avec le stylet, on pénètre jusqu'à l'os dénudé. L'état général est mauvais, l'appétit nul ; elle émet trois litres d'urine en 24 heures, renfermant une quantité notable de sucre.

Le 5 octobre.— On constate que la plaie s'est étendue en haut.

Le 9.— Le dos du pied est rouge, chaud, douloureux, de larges phlyctènes le recouvrent.

Le 15. – Le délire a commencé pendant la nuit ; le phlegmon diffus s'étend jusqu'au milieu de la jambe. Les bords de l'incision faite au bistouri et des orifices spontanés prennent un aspect fongueux. Des phlyctènes se montrent sur la jambe.

Le 16.— Délire permanent et mort.

Pendant toute la durée de ces accidents, la malade avait uriné de 2 à 4 litres dans les 24 heures, contenant de 109 à 150 grammes de sucre.

OBSERVATION IX

(Résumée)

Thèse Peyrot, Paris 1878.

Phlegmon, diffus de la face dorsale du pied, puis de la face plantaire.— Incisions, excision de l'aponévrose plantaire. — Guérison.

M. X..., directeur de théâtre, viveur, grand buveur de champagne, ayant passé la cinquantaine, était diabétique depuis longtemps. Il fut atteint d'un phlegmon diffus de la face dorsale du pied, à la suite de l'extirpation d'un cor placé sur le petit orteil. Lorsque je le vis, l'articulation phalango-phalanginienne était déjà mise à nu.

De larges phlyctènes remplies de sérosité noirâtre occupaient toute l'étendue de la face dorsale du tarse et du métatarse.

Plusieurs incisions furent pratiquées sur l'orteil et les parties œdématiées. L'œdème et le gonflement inflammatoire disparurent complètement.

Tout semblait marcher vers la guérison, lorsque une tuméfaction se montra à la région plantaire. Nous fîmes une large incision et excisâmes l'aponévrose plantaire qui était attaquée. A partir de ce moment, la plaie marcha d'une manière régulière vers la guérison.

Malgré la destruction complète de l'aponévrose plantaire, le pied ne s'est point affaibli, il semble peu différent de l'état normal, la marche n'est pas gênée.

OBSERVATION X

(Résumée)

(Thèse Peyrot 1878)

Phlegmon diffus de la jambe. — Incisions multiples. — Guérison.

F..., 38 ans, était d'une constitution vigoureuse, mais a maigri depuis quelque temps. Il a eu quelques poussées furonculeuses.

L'été dernier, il a commencé à maigrir, et, depuis, a perdu beaucoup de ses forces. Il boit passablement, mais son métier lui permettant de se satisfaire facilement et souvent, il ne saurait dire au juste quelle quantité.

Le 15 octobre, il doit rentrer quelques tonneaux dans

la cave ; il ne croit pas avoir reçu de choc sur la jambe. Cependant, dans la nuit, il ressent des douleurs violentes qui l'empêchent de dormir.

Le lendemain, le membre était enflé et couvert d'une rougeur érythémateuse.

A son entrée à l'hôpital, le 19 octobre, on constate une rougeur diffuse qui, partant du pied, remonte sur la jambe droite où elle prend une teinte vineuse et s'étend jusqu'au tiers inférieur de la cuisse. Des phlyctènes nombreuses se montrent çà et là.

Le malade souffre beaucoup ; délire nocturne. Les urines renferment une notable quantité de sucre.

Au milieu de l'empâtement des tissus enflammés, on découvre quelques points fluctuants. M. Le Dentu pratique alors cinq incisions de 3 à 4 centimètres d'étendue. Ces incisions sont peu douloureuses ; il s'écoule du pus et surtout du sang.

Quelques jours après, le malade est plus tranquille, les urines contiennent toujours du sucre ; les bords des incisions se sont écartés, ils paraissent légèrement éraillés et il s'écoule une sérosité sanguinolente.

Le 25, on ne rencontre plus de sucre dans les urines, on voit apparaître des bourgeons charnus de bonne apparence, puis l'état général s'améliore. On panse à l'eau phéniquée.

Le 30, la jambe tout entière est couverte de bourgeons charnus, la cicatrisation commence à se produire. Pansement au vin aromatique.

Le 10 novembre, le malade va bien et la cicatrisation marche lentement. Rien d'extraordinaire ne se produit ; on fait des pansements à la glycérine et le malade sort guéri le 29 décembre.

INDEX BIBLIOGRAPHIQUE

BERGER. — De l'influence des maladies constitutionnelles sur la marche des lésions traumatiques. Thèse d'agrégation, 1875.

BONNET. — Traitement chirurgical des suppurations. *Gazette des Hôpitaux,* Paris, 1892.

BOUCHARDAT. — De la glycosurie et de son traitement, Paris, 1875.

BROUARDEL. — Etude critique des diverses médications employées contre le diabète sucré. Thèse d'agrégation, Paris, 1869.

J.-M. CHARCOT. — Quelques documents concernant l'historique des accidents diabétiques. *Gazette hebd. de médecine de Paris,* 1861, pag. 539-545.

DEMARQUAY. — *Union médicale,* 1861, t. II, p. 105.

DESPLATS. — Des accidents gangreneux chez les glycosuriques. *Gazette médicale,* Paris, 1867, p. 596.

DIEULAFOY. — Traité de pathologie interne.

DURAND-FARDEL. — Traité clinique et thérapeutique du diabète, Paris, 1869.

J. GIROU. — Recherches sur l'étiologie et la pathogénie des gangrènes chez les diabétiques. Thèse de Paris, 1881.

FRÉMONT. — Phlegmon diabétique traité par les pulvérisations phéniquées. *France médicale,* Paris, 1893, 289-291.

GIRONDE. — De la lymphangite chez les diabétiques. Thèse de Lyon, 1881.

A. JANOT. — Sur la pathogénie du phlegmon diffus. Nancy, 1888.

LADEVÈZE. — Quelques considérations sur la gangrène glycoémique. Thèse de Paris, 1867.

LANDOUZY. — *Gazette des Hôpitaux,* 1862, p. 51.

LE DENTU et DELBET. — Traité de chirurgie.

LÉOTY. — Des plaies chez les diabétiques. Thèse de Paris, 1873.

LIZÉ. — Gangrènes diabétiques. *Bull. Société de Chirurgie*, 1867, p. 467-475.

MARCHAL (DE CALVI).—Recherches sur les accidents diabétiques, 1863.

E. MARY. — Contribution à l'étude de quelques troubles nerveux qui surviennent chez les diabétiques. Thèse de Paris, 1881.

MORLAT. — Contribution à l'étude du traitement du phlegmon diffus. Thèse de Paris, 1889.

PARMENTIER et DEMARQUAY. — *Union médicale*, 1862, t. IV, p. 195.

PÉRONNE. — De l'alcoolisme dans ses rapports avec le traumatisme. Thèse de Paris, 1870.

RECLUS. — Pathogénie et traitement du phlegmon diffus. *Gazette hebd. de méd. de Paris*, 1887, p. 579-583.

VERNEUIL. — Des phlegmons et de la gangrène chez les diabétiques. *Bull. de la Société de chir. de Paris*, 1868, 22-27. Discussion. p. 87.

— Des indications et des contre-indications opératoires chez des sujets atteints de maladies constitutionnelles. *Mémoires de chirurgie*, t. III, p. 10, 1883.

— Les blessures chez les alcoolo-diabétiques. Congrès du Havre, 1877.

VERNEUIL et L. CHARY. — Rapport sur un travail intitulé : Note pour servir à l'histoire des lésions traumatiques chez les diabétiques, par Gabriel Maunoury. *Bull. et Mémoires. Société de chirurgie de Paris*, 1879, p. 755-757.

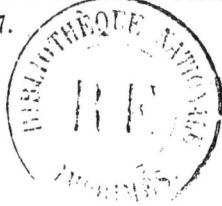

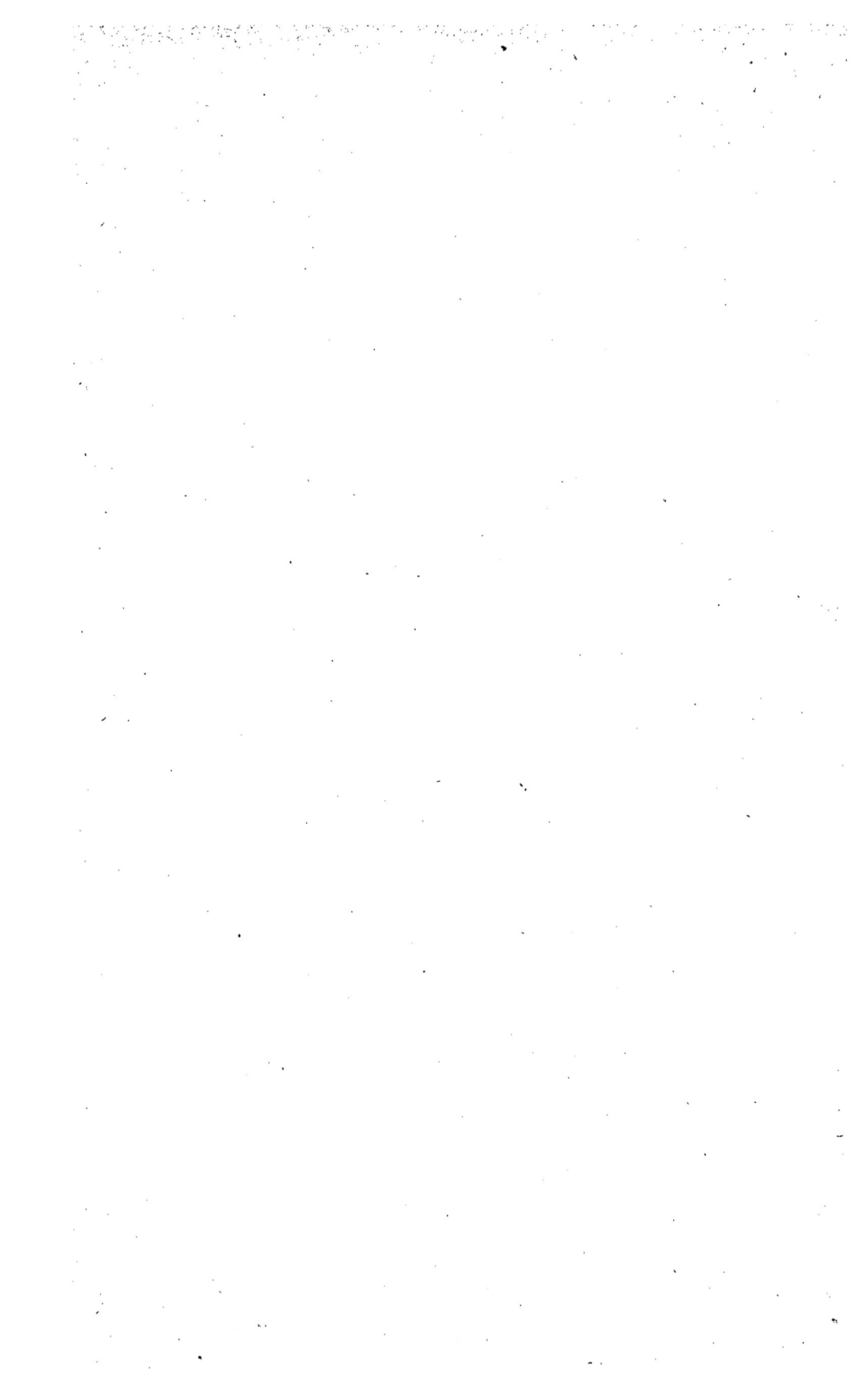